LES BAINS FROIDS

ET

L'ANTIPYRINE A HAUTES DOSES

DANS LA FIÈVRE TYPHOÏDE

PAR

L. BOUVERET

Agrégé à la Faculté de médecine de Lyon,
Médecin des Hôpitaux.

SOCIÉTÉ DES SCIENCES MÉDICALES

Séance du 30 novembre 1887.

LYON

ASSOCIATION TYPOGRAPHIQUE

F. PLAN, RUE DE LA BARRE, 12.

1887

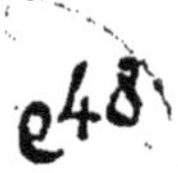

LES BAINS FROIDS

ET

L'ANTIPYRINE A HAUTES DOSES

DANS LA FIÈVRE TYPHOÏDE

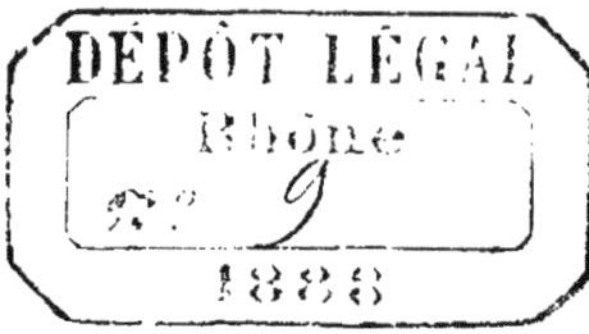

PAR

L. BOUVERET

Agrégé à la Faculté de médecine de Lyon,
Médecin des Hôpitaux.

SOCIÉTÉ DES SCIENCES MÉDICALES

Séance du 30 novembre 1887.

LYON
ASSOCIATION TYPOGRAPHIQUE
F. PLAN, RUE DE LA BARRE, 12.

1887

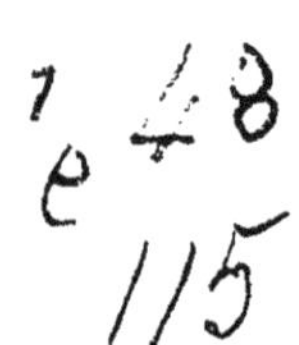

LES BAINS FROIDS

ET

L'ANTIPYRINE A HAUTES DOSES

DANS LA FIÈVRE TYPHOIDE

Messieurs,

Dans une de vos dernières séances, M. Clément vous a communiqué le résultat de ses observations sur le traitement de la fièvre typhoïde par l'antipyrine à hautes doses. Une communication de ce genre ne pouvait manquer d'intéresser vivement une réunion de médecins lyonnais. Une discussion est donc ouverte sur le traitement de la fièvre typhoïde, ou plutôt sur la valeur comparée des bains froids et de l'antipyrine à hautes doses dans le traitement de cette maladie.

Est-il besoin de rappeler que dans cette discussion nous ne devons poursuivre qu'un but, la recherche de la vérité ? Je sais bien que je puis paraître suspect. Il semble que, ayant écrit en collaboration avec M. Raymond Tripier un ouvrage sur le traitement de la fièvre typhoïde par les bains froids, j'ai définitivement pris parti pour la réfrigération systématique. Je proteste contre une semblable imputation. Certes, il y a encore en thérapeutique bien des progrès à accomplir. Ne jamais changer, s'immobiliser dans une opinion toute faite serait assurément faire preuve d'un très médiocre esprit scientifique. Mais vous reconnaîtrez qu'il faut avoir pour modifier cette opinion de bonnes et solides raisons, et que l'humeur changeante est plus blâmable encore que l'obstination dans un passé, qui d'ailleurs a fait ses preuves.

Veuillez remarquer que dans ce débat il n'est point question d'œuvres personnelles. La méthode des bains froids et l'antipyrine sont d'importation étrangère. Nous ne sommes point les pères de ces méthodes de traitement de la fièvre typhoïde, à peine les très modestes parrains. Nous avons accepté, M. Tripier et moi, la méthode de Brand sans y introduire aucune modification. M. Clément a, comme beaucoup d'autres médecins, expérimenté l'antipyrine dans le traitement des fièvres, et il en a réglé l'administration, en empruntant à Brand la formule que celui-ci recommande pour l'application de la réfrigération systématique. Ne vous emble-t-il pas que nous soyons dans les conditions requises pour apprécier avec une suffisante impartialité la valeur de ces deux méthodes de traitement ?

I

Permettez-moi d'abord de résumer la communication de M. Clément. — Il a réuni 73 observations, dont 8 terminées par la mort et 65 par la guérison. Parmi ces 8 morts, M. Clément élimine 2 cas. De ces deux malades éliminés, l'un n'a fait que passer à l'hôpital, il y est mort dès son arrivée, il n'a point été traité. L'autre, atteint d'une forme grave de la dothiénentérie, fut traité par l'antipyrine pendant trente six ou quarante-huit heures. Ces éliminations faites, il reste 71 cas avec 6 morts, soit une mortalité de 8,45 p. 100. — Puis M. Clément a fait l'exposé sommaire de quelques cas de guérison. Il nous a montré l'action remarquable de l'antipyrine sur la température fébrile. Je regrette qu'il n'ait point fait une semblable étude de tous les autres symptômes de la dothiénentérie traitée par l'antipyrine à hautes doses. Cette étude est vraiment indispensable, quand il s'agit d'apprécier la valeur d'une méthode thérapeutique. En écoutant le récit des cas suivis de succès, j'ai entendu fréquemment ces mots : La malade va mieux, la langue est humide, la malade urine, l'excrétion urinaire n'a pas diminué. Sur ce point, M. Clément a donné quelques détails ; j'y reviendrai. Mais M. Clément ne nous a rien dit de l'influence de l'antipyrine à hautes doses sur la fréquence et le degré de gravité des complications, la durée de la période fébrile, les troubles de la circulation, les troubles digestifs graves, les variations du poids du corps pendant et immédiatement après la fièvre, la marche et la durée de la convalescence. Je regrette encore de ne trouver dans la communication de M. Clément aucun renseignement sur la composition chimique de l'urine ; c'est là cependant un point de grande importance, puisque de grosses doses d'un médicament actif sont introduites dans la masse du sang. Certes, tous ces détails ne manquent pas d'intérêt. Nous y avons insisté, M. Tripier et moi, dans notre ouvrage sur le traitement de la fièvre typhoïde par la méthode des bains froids, et nous avons tracé un parallèle entre la dothiénentérie traitée par la réfrigération systématique et la dothiénentérie traitée par l'expectation ou les médicaments antipyrétiques. M. Clément comblera, sans doute, toutes ces lacunes dans ses prochaines publications. Il avait hâte d'en venir à la conclusion de sa communication, laquelle est une comparaison entre sa statistique et celle que nous avons, M. Tripier et moi, publiée dans notre ouvrage. La mortalité de notre statistique est de 8,50 p. 100, celle de la statistique de M. Clément de 8,45 p. 100. De cette comparaison, M. Clément a déduit cette conséquence : dans le traitement de la fièvre typhoïde, l'antipyrine vaut la méthode des bains froids.

M. Clément obtient avec l'antipyrine à hautes doses une mortalité de 8,45 p. 100. Je suis sûr que depuis quinze jours ce chiffre a résonné à bien des oreilles comme le glas funèbre de la méthode des bains froids. Dans notre milieu lyonnais, a-t-on dit, le règne du bain froid est terminé et celui de l'antipyrine à hautes doses va commencer. Croyez-vous, Messieurs, que telle sera vraiment la puissance de la statistique de M. Clément ?

Statistique contre statistique ; en voici une bien supérieure à celle de M. Clément. Elle comprend 53 cas, parmi lesquels il y a 3 morts. Conformément au principe des éliminations qu'adopte M. Clément, il y a lieu d'éliminer 2 cas de mort, et vous allez voir que ces deux éliminations sont aussi légitimes que celles de M. Clément. Le premier malade s'est suicidé au quatorzième jour de sa fièvre ; il n'avait d'ailleurs qu'une fièvre de moyenne intensité. Il s'est suicidé, non pas dans le délire, mais librement, volontairement, comme il l'eût fait à l'état de santé. Déchu d'une certaine aisance, ce malheureux avait dû se réfugier à l'hôpital. D'une enquête que j'ai faite sur son compte, il résulte que, avant sa fièvre, il avait déjà très probablement fait plusieurs tentatives de suicide. L'autre malade, qu'il faut encore éliminer, était un homme âgé, client de l'hôpital où il venait tous les hivers se faire traiter d'un vieux catarrhe. Chez lui, la dothiénentérie fut, erreur bien excusable, méconnue jusqu'au dernier moment. Il fut traité de sa fièvre plus de vingt jours après son admission et pendant moins de trente-six heures, c'est-à-dire à peu près le même temps que le second des deux malades que M. Clément élimine de sa statistique. — Ces éliminations faites, il me reste 51 cas avec 1 décès, soit une mortalité de 1,94 p. 100.

Je continue à rester fidèle à la méthode de M. Clément. Je compare ma mortalité à la sienne ; il a 8,45 p. 100, j'ai 1,94 p. 100. M. Clément a comparé sa mortalité, 8,45 p. 100, à celle que nous avons obtenue, M. Tripier et moi, et qui est de 8,50 p. 100 ; de cette comparaison il a conclu que l'antipyrine vaut la méthode des bains froids. De la comparaison que je fais de sa mortalité, 8,45 p. 100, à la mienne, 1,94 p. 100, je conclus avec la même logique que mon traitement vaut quatre fois l'antipyrine à hautes doses.

Vous allez me demander quel est ce nouveau médicament qui donne dans le traitement de la fièvre typhoïde une si faible mortalité. C'est tout simplement la méthode des bains froids. Cette statistique, que je viens d'opposer à celle de M. Clément, est celle de l'hôpital de la Croix-Rousse pour l'année 1887 ; elle commence au 1er janvier et se termine au 5 novembre de cette année. Tous les typhiques qu'elle comprend ont été traités par la méthode de Brand.

Puérilités, direz-vous, que ces batailles de statistiques. Et qui donc en a donné l'exemple ?

Ma conclusion n'est-elle pas légitime ? Peuvent-ils en douter ceux que séduit l'éloquence des chiffres et qui ont paru convaincus par les conclusions de M. Clément ?

Direz-vous que mes observations sont en nombre insuffisant ? J'ai 51 cas, M. Clément en a 71 ; la différence est médiocre. M. Clément compare sa statistique de 71 cas à celle de MM. Tripier et Bouveret, qui ne renferme pas moins de 233 cas. Je compare mes 51 cas aux 71 cas de M. Clément. Vous voyez que ma comparaison est plus légitime ; l'écart est moins considérable.

M. Clément laisse de côté les observations de la pratique privée ; les résultats seraient trop beaux, dit-il ; la méthode des bains froids ne sera pas moins modeste. Tous les typhiques de ma statistique appartiennent, comme ceux de M. Clément, à la pratique hospitalière.

Direz-vous encore que les conditions hygiéniques de l'hôpital de la Croix-Rousse sont supérieures à celles de l'Hôtel-Dieu ? Je vous rappellerai, statistiques en mains, que, avant l'introduction de la méthode des bains froids à l'hôpital de la Croix-Rousse, la mortalité de la fièvre typhoïde y était de 25 à 26 p. 100.

Me reprocherez-vous d'avoir choisi l'année 1887, dont la mortalité est particulièrement faible? J'ai choisi cette année parce que c'est la seule sur la mortalité de laquelle j'ai pu me procurer des renseignements précis, et j'avais besoin de ces renseignements pour pratiquer les éliminationc nécessaires et conformes d'ailleurs à celles qu'a pratiquées M. Clément lui-même dans sa propre statistique. Vous verrez que, dans la statistique de l'hôpital de la Croix-Rousse, depuis 1882, il y a des années dont la mortalité est encore plus faible que celle de l'année 1887.

Sans doute, M. Clément nous fera remarquer, comme il l'a fait déjà, qu'il attendait d'avoir un plus grand nombre d'observations pour faire connaître ses résultats, et qu'il a eu en quelque sorte la main forcée par cette communication de M. Weill qui fut l'origine de cette discussion. Assurément nous ne pouvons reprocher à M. Clément de ne présenter qu'un nombre très restreint d'observations. Mais qui obligeait M. Clément à tirer de telles conclusions d'un nombre de faits aussi notoirement insuffisant? Qui l'obligeait surtout à établir une semblable comparaison entre sa statistique et celle de MM. Tripier et Bouveret?

Voyez, en effet, ce que vaut cette comparaison. M. Clément a comparé des choses qui ne sont pas comparables, ou plutôt il a négligé d'établir l'équivalence des termes de la comparaison. Il s'en faut de beaucoup que ces deux statistiques, celle de M. Clément et celle de MM. Tripier et Bouveret, soient conçues dans le même esprit, établies sur les mêmes bases.

M. Clément élimine ; nous n'avons, M. Tripier et moi, absolument rien éliminé. Et cependant, combien de cas devraient être, pour les mêmes raisons qu'invoque M. Clément en faveur de ses éliminations, également éliminés de notre statistique! Deux des malades de M. Clément sont arrivés à l'hôpital dans un état tout à fait désespéré. Ce sont là hasards et inconvénients de la pratique hospitalière. M. Clément a rencontré 2 cas de ce genre sur 73 cas. Est-il admissible que sur les 233 cas que nous avons, M. Tripier et moi, réunis dans notre statistique, pareille mésaventure ne nous soit jamais arrivée? Nous avons lieu de nous applaudir aujourd'hui d'avoir intégralement reproduit les observations de tous nos insuccès. Je ne veux pas abuser de votre attention en vous lisant quelques-unes de ces observations. Vous pourrez les lire vous-mêmes et juger en connaissance de cause. Parmi nos 20 cas d'insuccès, il y en a 7 (nos 1 à 7) qui ont été traités par les bains froids après le vingtième jour de la fièvre, et la plupart se trouvaient à peu près dans le même état, sinon dans un état plus grave, que cette malade que M. Clément élimine de sa statistique. Dans un de ces 7 cas d'insuccès, le traitement par les bains fut commencé au trente et unième jour de la fièvre !

Est-ce que chez ces 7 typhiques la méthode des bains froids, si tardivement appliquée et dans des cas d'une telle gravité, pouvait prétendre à plus de succès que l'antipyrine à hautes doses chez la malade de M. Clément ? N'ai-je pas, au même titre que M. Clément, le droit de pratiquer l'élimination de ces 7 insuccès ? J'invoque sur ce point le témoignage d'un homme dont vous êtes habitués à reconnaître l'autorité, M. le professeur Lépine. Rendant compte de notre ouvrage en mars 1886, dans la *Revue de médecine*, voici ce que disait M. Lépine : « Encore les auteurs, en rapportant *in extenso* les 20 observations suivies de mort, font-ils la remarque fort juste que, dans la plupart de ces 20 cas, le traitement a été commencé beaucoup trop tard, souvent après le deuxième septénaire ; c'étaient des cas désespérés. » — Eh bien, après avoir, conformément au principe qu'adopte M. Clément, pratiqué l'élimination de ces 7 insuccès, il me reste 225 cas, avec 13 morts, soit une mortalité de 5,77 %.

Et je pourrais aller plus loin dans cette voie commode des éliminations. Deux insuccès devraient être encore soustraits au passif de la médication ; ce sont les malades dont les observations portent les nos 15 et 16. La malade de l'observation no 15 fut apportée mourante à l'hôpital, au huitième jour de la fièvre, dans le coma, avec un pouls à 164 et une température de 41°,5. Les premiers bains produisirent un abaissement considérable de la température, et c'est là un signe pronostique fâcheux ; il témoigne d'un profond affaiblissement du cœur. Il était déjà trop tard pour intervenir avec quelques chances de succès. Il s'agissait d'une de ces formes graves qui nécessitent l'emploi de la méthode des bains froids dès les premiers jours de l'invasion. Cette jeune fille succomba le quatrième jour du traitement. La malade de l'observation no 16 était guérie de sa fièvre typhoïde ; elle entrait en convalescence lorsqu'elle fut atteinte de la dysenterie à laquelle elle devait succomber. Cette maladie infectieuse avait été importée dans la salle par une malade venue du dehors — J'entends bien l'objection. Quelle sera donc la limite de votre élimination ? Assurément cette limite est difficile à préciser, surtout lorsque l'auteur lui-même se charge de l'opération. Mais ne voyez-vous pas que vous faites vous-même la critique de votre procédé de statistique? Non, ce n'est pas l'auteur qui doit être juge en pareille matière, mais le lecteur, indifférent, et par conséquent impartial. Voilà pourquoi nous avons, M. Tripier et moi, absolument renoncé à la méthode des éliminations. Nous avons espéré, mais notre espoir est déçu, que notre statistique serait lue avec quelque attention, et qu'on ne la séparerait pas des commentaires qui en sont le nécessaire accompagnement.

Ce n'est pas tout. La comparaison de M. Clément pèche encore par un autre côté. Et vous allez comprendre pourquoi, tandis que M. Clément ne fait qu'une élimination sur 72 cas, nous sommes conduits, d'après les règles de sa propre méthode, à éliminer 7 insuccès sur 233 cas.

Notre statistique comprend une période de 11 années, de 1874 à 1885. Elle débute pendant la grande épidémie de 1874. Or, à l'époque de cette épidémie et même durant plusieurs années encore, il y eut, parmi les typhiques confiés à nos soins, une véritable sélection de cas graves, destinés à être traités par la méthode des bains froids. Vous en trouverez la preuve en lisant les commentaires qui accompagnent notre statistique. Savez-vous quels furent nos premiers malades baignés? C'était en 1874. On recueillit dans les différents services de l'Hôtel-Dieu les cas les plus graves et on les amena dans une salle spécialement consacrée au traitement de la fièvre typhoïde par les bains froids, salle dont M. Tripier avait alors la direction. Voilà le début de notre statistique. Ce service fonctionna pendant toute la durée de l'épidémie de 1874, et on y reçut particulièrement les typhiques gravement atteints. Ils y étaient adressés, soit directement du bureau d'admission, soit des salles voisines où ils commençaient à être traités par les médicaments. Et pendant plusieurs années encore, nous avons continué à opérer nous-mêmes cette sélection défavorable à la méthode des bains froids. Nous n'étions pas complètement affranchis de cette opinion erronée que l'eau froide est dangereuse dans la dothiénentérie. Il nous semblait que le choix d'une telle méthode de traitement devait être légitimé par la gravité de la situation du patient. Toutes les formes légères et bon nombre de formes de moyenne intensité étaient par nous, comme par la plupart de nos collègues, traitées par l'expectation ou par les médicaments antipyrétiques.

Eh bien, Messieurs, est-ce avec le même esprit qu'un médecin, qui a éprouvé la remarquable efficacité de la méthode des bains froids, passe de l'emploi de cette méthode à l'emploi de l'antipyrine dans le traitement de la fièvre typhoïde ? Assurément non. C'est avec un esprit précisément contraire. Comment ont procédé la plupart de nos collègues qui ont expérimenté l'antipyrine? et comment, de son propre aveu, a procédé M. Clément lui-même? Vers la fin de l'année 1884, dit M. Clément, j'ai donné l'antipyrine timidement à des fièvres typhoïdes d'apparence bénigne, tantôt seule, tantôt associée à l'application de la ceinture. De même, nos collègues ont débuté par des cas de faible ou de moyenne intensité. Ayant en mains un traitement éprouvé et réellement efficace, il ne leur semblait pas qu'ils eussent le droit d'en refuser le bénéfice à toutes ces fièvres graves qui ont réellement besoin d'être traitées. De telle façon que, tandis que la sélection continue à s'opérer dans un sens défavorable à la méthode des bains froids, elle s'opère maintenant dans un sens favorable à la médication nouvelle, à l'antipyrine. Je sais bien que M. Clément traite actuellement tous ses typhiques par l'antipyrine, comme nous traitons tous les nôtres par la méthode des bains froids. Mais, au début de son expérimentation, a-t-il complètement échappé à la tendance que je signalais tout à l'heure ? Je viens de citer ses propres paroles. Ne nous a-t-il pas dit encore que son opinion sur la valeur de l'antipyrine dans la fièvre typhoïde fut d'abord réservée, parce que les cas soumis à ce traitement étaient ceux qui lui paraissaient les moins graves ? Cette série de 73 cas qu'il nous a présentée contient-elle tous les cas qui, depuis une époque déterminée, ont été traités dans son service d'hôpital ? M. Clément ne l'a pas dit d'une façon explicite. Il nous a fait l'historique de ses premiers essais. Il procédait alors avec quelques ménagements, et, en l'écoutant, j'étais fondé à croire que, du moins pendant quelques mois, il n'avait pas complètement abandonné la méthode des bains froids. Mais j'admets encore que M. Clément n'ait à aucune période de sa statistique fait aucune sélection, il n'en reste pas moins établi que nous, M. Tripier et moi, nous l'avons faite cette sélection, que nous l'avons faite dans un sens défavorable à la méthode des bains froids, que nous avons expressément signalé cette sélection fâcheuse dans les commentaires de notre statistique, que par conséquent M. Clément ne peut pas l'ignorer et que, somme toute, il n'a pas le droit de la passer sous silence dans la comparaison qu'il établit entre sa statistique et la nôtre.

A-t-on raison de dire qu'il faut se défier des statistiques ? Voyez ce qu'il reste maintenant des conclusions de M. Clément. Il compare sa statistique à la nôtre, constate que les mortalités sont égales et conclut que l'antipyrine vaut la méthode des bains froids. A la statistique de M. Clément j'oppose une autre statistique dont la mortalité est quatre fois moindre, et il se trouve que tous les typhiques de cette statistique ont été précisément traités par la méthode des bains froids. Avec autant de logique que M. Clément, j'ai le droit de conclure que la méthode des bains froids vaut quatre fois l'antipyrine dans le traitement de la fièvre typhoïde. J'ai montré le peu de solidité de la comparaison de M. Clément. Assurément la comparaison était tentante, et M. Clément n'a pas su résister à la tentation. Eh bien, il faut savoir résister aux tentations de ce genre, du moins si nous voulons ne pas nous départir de cette stricte équité qui ne doit jamais être bannie d'une discussion vraiment scientifique.

II

Ce n'est pas la première fois, Messieurs, qu'un médicament nouveau entreprend la lutte contre la méthode des bains froids. Vous n'avez pas oublié les discussions qu'a soulevées, même à Lyon, l'application de l'acide phénique au traitement de la fièvre typhoïde. L'acide phénique faisait merveille, lui aussi ; c'était à cette époque le traitement de l'avenir ; il abattait la fièvre aussi bien, et même beaucoup mieux, que la méthode des bains froids. L'acide phénique est bien oublié aujourd'hui ; on a même fini par convenir que c'est un médicament fort dangereux. Nous avons vu de la même façon naître et mourir l'acide salicylique, la kairine, la thalline, l'antifébrine. Aujourd'hui nous avons affaire à l'antipyrine à hautes doses. Il faut bien en convenir, l'engouement paraît grand pour ce nouveau médicament. Il est peu d'états fébriles où le patient ne soit saturé d'antipyrine. La fièvre typhoïde ne pouvait lui échapper longtemps. Nous avons maintenant une médication systématique de la fièvre typhoïde par l'antipyrine à hautes doses.

Comment expliquer l'engouement pour ce nouvel agent antithermique ? D'une façon bien simple. L'antipyrine agit, en effet, puissamment sur la température fébrile. Elle paraît à ce point de vue supérieure à la plupart des autres médicaments antithermiques. On a répété, beaucoup trop répété, que le traitement de la dothiénentérie par les bains froids est avant tout un traitement dirigé contre la fièvre. Eh bien, voici un médicament qui combat la fièvre aussi bien et même beaucoup mieux que la méthode des bains froids. C'est un médicament, c'est à dire un agent d'un emploi simple, et qui permet d'éviter ce qu'on appelle l'encombrante installation de la méthode des bains froids. Ajoutons que bon nombre de médecins et tous les gens du monde ont une préférence non douteuse pour les médicaments. En voilà bien assez pour expliquer l'enthousiasme avec lequel fut salué, même à Lyon, l'avènement de l'antipyrine.

Lorsque M. Glénard vous apporta, il y a quinze ans passés, la méthode de Brand, elle ne fut pas acceptée sans de vives discussions. Étrange méthode de traitement, disait-on, qui ne s'adresse qu'à l'un des éléments d'une maladie aussi complexe que la fièvre typhoïde, et qui ne cherche à combattre que la seule élévation de la température fébrile. N'y a-t-il pas autre chose que la fièvre dans la dothiénentérie? Ne faut-il tenir aucun compte du caractère infectieux de la maladie, de l'empoisonnement du sang et de la personnalité du malade lui-même? Et l'on ne manquait pas de répéter ce mot : il y a des typhiques et non des fièvres typhoïdes. A cette objection qu'avons-nous répondu? Nous avons, je n'ai aucune peine à l'avouer, fait une réponse réellement insuffisante. Nous avons fait remarquer que l'abaissement de la température fébrile, obtenu par la méthode des bains froids, est accompagnée d'une évidente amélioration des symptômes les plus graves de la dothiénentérie. Le fait est exact, sans doute; pourtant la remarquable efficacité de la réfrigération systématique ne réside pas seulement dans l'abaissement soutenu de la chaleur fébrile. J'espère bien vous le démontrer. Mais ne voyez vous pas combien cette critique est encore plus applicable aux médicaments antithermiques, et particulièrement à l'antipyrine à hautes doses?

Que faites-vous donc avec l'antipyrine à hautes doses, sinon combattre la fièvre et rien que la fièvre? Vous avez même poussé très loin la crainte de la fièvre. C'est bien cette fois une lutte à outrance contre l'hyperthermie et dont il faut que vous sortiez vainqueur. Ce n'est pas l'apyrexie relative, mais l'apyrexie complète que vous poursuivez sans relâche. Vous ne vous déclarez satisfait que lorsque la température est tombée entre 37° et 38°. Avouez que nous, qu'on a tant accusés de lutter systématiquement et étroitement contre la fièvre, nous sommes beaucoup plus modestes; nous nous contentons d'un abaissement très modéré de la température fébrile.

Vous avez même emprunté à Brand sa formule de traitement. Vous prenez la température du patient toutes les trois heures, et, toutes les fois qu'elle dépasse 39°, chiffre indiqué par Brand, vous donnez une dose d'antipyrine. Cette dose varie de 1 gr. à 1 gr. 50, si bien que le patient peut absorber en vingt-quatre heures 8 à 12 grammes d'antipyrine et quelquefois davantage. Or c'est là un emprunt malheureux fait à la méthode de Brand. Le bain, remède externe, peut être répété fort souvent, sans danger de saturation pour l'économie du fébricitant. En est-il de même des médicaments antithermiques et particulièrement de l'antipyrine? Assurément non. A certaines doses tous ces médicaments deviennent plus ou moins toxiques. Êtes-vous sûr que ces doses énormes d'antipyrine sont suffisamment éliminées? Êtes-vous sûr qu'elles n'ajoutent aucun phénomène fâcheux aux symptômes propres de la dothiénentérie?

III

Au concours d'agrégation de 1875, le regretté Liouville eut à traiter dans sa thèse cette question posée par le professeur Lorain : *De l'abus en thérapeutique*. Même en 1875, les matériaux ne manquaient pas. Mais vraiment la question est aujourd'hui bien plus opportune, et quelle riche moisson Liouville eût récoltée dans la littérature médicale contemporaine! Depuis la découverte de la kairine, de la thalline et de l'antipyrine, il semble que la folie de l'antithermie à outrance se soit emparée de notre génération médicale. M. Clément a donné jusqu'à 220 grammes d'antipyrine dans le traitement d'une fièvre typhoïde. Eh bien, M. Clément lui-même est dépassé. Dans une communication de M. Draper (1) à l'Académie de médecine de New-York, je trouve la relation de plusieurs cas de fièvre typhoïde traités par l'antipyrine à hautes doses. Chez un malade, mort au trentième jour, la dose totale d'antipyrine absorbée a été de 350 grammes ; chez un autre malade, très gravement atteint et qui a guéri, on a donné 334 grammes d'antipyrine en vingt-trois jours.

Sans doute, l'antipyrine est moins dangereuse que la kairine, la thalline et l'antifébrine. Des recherches récentes, celles en particulier de M. Lépine sur l'antifébrine, ont démontré que ces médicaments ont une action destructive sur les globules rouges du sang. Mais des doses massives d'antipyrine sont-elles donc sans aucun péril?

Des recherches expérimentales dont les résultats sont consignés dans

---

(1) V. *Revue des sciences médicales*, 1885, t. XXVI, p. 72.

la thèse inaugurale de M. Arduin (1) ont mis en lumière l'action de l'antipyrine sur les centres nerveux ; à certaines doses, elle produit des tremblements, des convulsions cloniques et toniques et la paralysie du cœur. N'êtes-vous pas frappés de l'analogie de ces phénomènes avec les symptômes qu'ont présentés quelques-uns de ces typhiques dont on vous a communiqué les observations, qui furent traités par l'antipyrine à hautes doses et qui ont eu, eux aussi, des tremblements et des convulsions? M. Clément a répondu que des accidents de ce genre apparaissent fort bien dans le cours de la dothiénentérie traitée par l'expectation ou par tout autre médicament que l'antipyrine à hautes doses. Il a même rappelé une observation que j'ai publiée, et dans laquelle nous voyons une jeune femme, traitée par les bains froids, être prise au début de la fièvre d'un tremblement, d'ailleurs de peu de gravité, qui n'a point fait obstacle à la guérison, qui a lui-même entièrement disparu et qui ressemblait au tremblement de la sclérose multiloculaire. Je ferai remarquer à M. Clément qu'il y a lieu d'établir des distinctions parmi les complications nerveuses de la dothiénentérie, et que ce tremblement dont fut atteinte ma malade n'a vraiment rien de commun, du moins aux points de vue clinique et pronostique, avec ces crises convulsives violentes suivies de coma et signalées chez certains typhiques traités par l'antipyrine à hautes doses. Il est vrai que des convulsions de ce genre se produisent quelquefois dans la dothiénentérie non traitée ou traitée par les moyens ordinaires. C'est donc encore une question de statistique. Or ces phénomènes convulsifs sont fort rares dans la fièvre typhoïde. Je n'en ai vu aucun exemple depuis le début de ma carrière médicale. Il y a un cas de fièvre compliqué de convulsions dans l'ouvrage que nous avons publié, M. Tripier et moi ; mais cet homme était épileptique, ses convulsions étaient de nature épileptique, et il a d'ailleurs parfaitement guéri. Eh bien, ces formes convulsives de la dothiénentérie deviennent étrangement communes depuis le règne de l'antipyrine à hautes doses. Vous en connaissez deux cas, celui de M. Mayet et celui de M. Weill. J'en connais moi-même un troisième exemple, dont un jeune médecin vient de me communiquer l'observation, prise avec autant de soin que s'il se fût agi d'un malade traité à l'hôpital. Un enfant de 12 ans, atteint de fièvre typhoïde, est

---

(1) Thèse de Paris, 1885, *Contribution à l'étude thérapeutique et physiologique de l'antipyrine.*

traité par l'antipyrine. On donne une dose du médicament toutes les trois heures, et cette dose, qui est au début de 40 centigr., est bientôt portée à 80 centigr. Vers le déclin de la fièvre, l'enfant fut pris de sueurs, d'une éruption morbilliforme, puis de plusieurs attaques éclamptiques suivies de coma. Il finit cependant par guérir. L'urine n'était pas albumineuse. Remarquez que chez cet enfant les convulsions surviennent au déclin de la fièvre, après une durée déjà fort longue de la période fébrile, c'est-à-dire lorsque le patient a pris déjà de très grosses doses d'antipyrine. Or, dans les formes convulsives de la dothiénentérie, les convulsions sont généralement plus précoces ; elles surviennent au début, ou du moins pendant la période d'état, et non pas au déclin de la fièvre. Pour expliquer la fréquence relative de ces formes convulsives, on invoquera sans doute le génie épidémique. N'y aurait-il pas lieu d'invoquer plutôt celui de l'antipyrine à hautes doses ?

On trouve déjà dans la littérature de l'antipyrine quelques exemples d'intoxication. A la suite de cette communication de M. Draper que je rappelais tout à l'heure, M. Bolt a cité deux cas de septicémie puerpérale dans lesquels l'administration de l'antipyrine a été suivie de prostration très marquée, demi-comateuse, avec symptômes ressemblant à ceux de l'empoisonnement par l'acide phénique. M. Barrs (1) a rapporté un cas semblable, et celui-là suivi de mort. M. Goetze (2) signale deux cas de collapsus grave, avec chute thermique de près de 6 degrés, chez un typhique et chez un malade atteint d'érysipèle de la face, tous les deux traités par l'antipyrine. Aussi M. Goetze conseille-t-il de ne pas dépasser, du moins au début du traitement, la dose quotidienne de 3 grammes d'antipyrine.

Mais, Messieurs, j'invoque sur ce point le témoignage d'un observateur qui n'est pas suspect en pareille matière, de M. Clément lui-même. M. Clément ne vous a-t-il pas dit que l'antipyrine est dangereuse chez les phthisiques et à des doses très inférieures à celles qu'il recommande dans le traitement de la dothiénentérie ? Et pourquoi dangereuse ? Sans doute à cause des troubles de la respiration et de la circulation, si communs dans la tuberculose du poumon. Mais la fièvre typhoïde ne produit-elle pas fort souvent de graves perturbations dans ces deux fonctions, la

---

(1) *The Lancet*, 28 février 1885.

(2) *Berliner klin. Wochens.*, 9 mars 1885.

respiration et la circulation ? Voilà un bien singulier médicament, et probablement le seul de son espèce. Il est dangereux dans une maladie, même à doses modérées, et, dans une autre, tout à fait inoffensif. Est-ce logique cela ? Et faut-il donc admettre que le poison typhique soit l'antidote de l'antipyrine à hautes doses ?

Je sais bien que des faits isolés n'ont pas grande valeur quand il s'agit de juger une méthode de traitement, et sur ce point je partage le sentiment de M. Clément. Cependant il est utile, nécessaire même, de faire connaître ces observations de typhiques traités par l'antipyrine à hautes doses et chez lesquels nous voyons se produire des phénomènes vraiment insolites dans l'histoire clinique de la dothiénentérie. Puissent de semblables observations inspirer de salutaires réflexions à ceux que je vois entraînés sur la pente fatale de l'antithermie à outrance ! Nous devons remercier M. Weill et M. Mayet d'avoir surmonté la répugnance toute naturelle qu'on éprouve toujours à publier un insuccès.

Je viens d'observer un cas fort instructif et que je ne puis m'empêcher de rapprocher de ceux de M. Mayet et de M. Weill. Un homme de 45 à 50 ans était atteint de fièvre typhoïde. Il eut d'abord une fièvre de médiocre intensité, et le distingué confrère qui lui donnait des soins, homme très prudent et très sage, s'en tint à des doses modérées d'antipyrine, 2 à 3 gr. par jour, doses qui étaient d'ailleurs suffisantes pour abaisser la température fébrile. Vers le vingt-deuxième ou vingt-troisième jour, l'apyrexie était complète ; le patient commençait à se lever, à prendre quelques aliments ; la convalescence allait débuter, elle débutait. Trois ou quatre jours après, la fièvre reparaît, et, comme il arrive souvent au début d'une rechute, la température s'élève rapidement au-dessus de 40°. Cette fièvre s'accompagne d'agitation et même de délire. La situation paraît beaucoup plus grave que pendant la première atteinte. On revient à l'antipyrine, mais cette fois à doses massives et suivant toutes les règles du traitement systématique. La température du malade est prise toutes les trois heures. Quand elle est au-dessus de 39°, on donne 1 gr. 50 d'antipyrine ; quand elle est entre 39° et 38°, on donne 1 gramme ; on ne cesse le médicament que si le thermomètre marque moins de 38°. En moins de trente-six heures, le patient dut absorber 12 à 14 grammes d'antipyrine ; plusieurs doses du médicament furent vomies. Dans la journée qui suivit cette énergique action antithermique, la température tomba entre 37° et 38° ; le patient était à peu près complètement apyrétique. Ce jour-là et le lendemain, on continua cependant l'antipyrine et suivant les mêmes indications. Certes, si la fièvre était vaincue, la situation ne s'était point améliorée et l'état du patient inspirait les plus vives inquiétudes à son entourage, puisque trois médecins, dont je fus le troisième, furent appelés en consultation. Le malade en était au cinquième ou sixième jour de sa rechute. J'ai trouvé un homme en état d'adynamie, avec du délire, les mains froides, un pouls très faible à 150, un météorisme très prononcé et qui durait depuis plusieurs jours, un hoquet continuel que rien n'avait pu faire cesser, un léger œdème des extrémités inférieures. La température n'atteignait pas 39°; elle était dans la matinée de 38° et 2 ou 3 dixièmes, elle s'élevait le soir à 38,9. J'appris que, deux jours auparavant, le patient était resté vingt-quatre heures sans uriner. L'urine que j'examinai n'était pas trouble, elle était transparente, mais très foncée et fort différente de l'urine abondante et claire qu'éliminent nos typhiques dès les premiers jours de la refrigération systématique. L'acide nitrique y décelait la présence d'une certaine quantité d'albumine. Je conseillai le traitement que Brand recommande dans ces cas désespérés : l'alcool à hautes doses, le bain tiède avec affusions froides sur la tête et frictions très énergiques sur les membres. Le lendemain, le patient était mort. Voilà un homme saturé d'antipyrine et qui, bien que sa fièvre ait été vaincue jusqu'à l'apyrexie, n'en présente pas moins des symptômes typhiques d'une haute gravité et meurt au sixième ou septième jour d'une rechute. Et ce cas n'est pas isolé. Remarquez que les malades de M. Weill et de M. Mayet sont également morts pendant une recrudescence de la fièvre qui a toutes les allures d'une véritable rechute. Je veux bien que, chez le malade dont je viens de retracer l'histoire, la seconde atteinte ait paru beaucoup plus sérieuse que la première. Cependant est-ce de la sorte que meurent les typhiques traités par les moyens ordinaires ou par la méthode des bains froids ? La mort est rare dans la rechute, comme en témoignent nos auteurs classiques et les recherches récentes de M. Guyard et de M. Hutinel ; elle est encore bien plus rare au début de la rechute. Chez le malade dont j'ai rapporté l'observation, j'incline à penser que la terminaison fatale est due à l'affaiblissement du cœur et à l'insuffisance de l'émonction rénale, et il est bien permis de présumer que des doses énormes d'antipyrine, absorbées dans un laps de temps très court, n'ont pas été tout à fait étrangères au développement de ces deux fâcheuses complications.

Au surplus, qu'on ne se méprenne pas sur ma pensée. Certes, je reconnais que l'antipyrine est un puissant médicament antithermique. Elle peut être utile dans quelques états fébriles. Si vous ne réussissez pas à faire accepter la méthode des bains froids, ou bien si vous y trouvez une contre-indication, vous pouvez sans doute en venir aux médicaments antithermiques; mais donnez au moins l'antipyrine à doses réellement médicamenteuses, et ne courez pas le péril d'une véritable intoxication. Je ne saurais mieux faire que de rappeler ici les sages avis de Liebermeister, dont l'autorité est grande quand il s'agit du traitement de la fièvre. Voici ce que dit Liebermeister (1) à propos de la médication antipyrétique appliquée au traitement de la fièvre typhoïde : « Cette méthode n'a point la prétention de faire disparaître complètement la fièvre et de ramener d'une façon constante la température à la normale. Une pareille tâche, outre qu'elle serait absolument irréalisable dans les cas graves, serait de plus tout à fait inopportune. On se borne à transformer une fièvre continue grave en une fièvre rémittente beaucoup moins redoutable. Nous devons chercher, moins à combattre les exacerbations, qu'à rendre les rémissions plus marquées et plus longues. » Et plus loin : « L'on peut aussi abaisser la température au moyen de médicaments antipyrétiques. Il vaut mieux cependant réserver ces médicaments pour les cas dans lesquels les bains ne réussissent pas à refroidir le corps, et pour ceux dans lesquels il y a des contre-indications dans leur emploi, comme par exemple une tendance aux hémorrhagies. » N'est-ce pas là la condamnation de cette méthode qui, à l'aide de doses massives d'antipyrine, poursuit sans relâche des abaissements considérables de la température fébrile? Quant à moi, ce que je combats de toutes mes forces, c'est cet abus de l'antipyrine. Or il n'est pas douteux que donner l'antipyrine à la dose quotidienne de 8 à 12 grammes, ou encore à la dose totale de 220, 350 et 334 grammes pendant tout le traitement, constitue un très réel et très regrettable abus dans le traitement de la fièvre typhoïde.

IV

On a dit, avec raison d'ailleurs, qu'il n'y a pas de médication spécifique de la dothiénentérie, et que la thérapeutique en est tout entière dans les indications. Eh bien, je le demande à tous ceux qui ont une grande ex-

(1) *Leçons de pathologie interne et de thérapeutique* (*Maladies infectieuses*). Traduction de M. Guiraud. Paris. Steinheil.

périence de la méthode des bains froids, à ceux surtout qui ont attentivement observé la marche et les symptômes de la fièvre typhoïde traitée par cette méthode, y a-t-il un traitement qui remplisse plus sûrement et plus complètement toutes les indications que comporte le traitement des fièvres continues ?

Combattre l'élévation de la température est assurément une de ces indications. Je sais bien qu'on professe aujourd'hui quelque dédain pour la fièvre. On a fort critiqué la doctrine de l'hyperthermie. Pour un peu plus, on nous proposerait d'en revenir à la théorie de Stahl : la fièvre n'est pas dangereuse, elle est utile, il faut presque la respecter. Baillou disait que la fièvre prépare l'expulsion de la matière morbifique. On nous dit aujourd'hui qu'elle assure la combustion des principes toxiques et des produits de la désassimilation. On cite encore des exemples de dothiénentérie sans fièvre, dothiénentéries hypothermiques, qui n'en sont pas moins graves et peuvent fort bien entraîner la mort. Qu'est-ce que cela prouve ? Que la fièvre n'est pas le seul péril de la dothiénentérie ? Nous le savons bien. Mais, à coup sûr, les observations de M. Strube et celles de M. Vallin ne prouvent pas du tout que l'hyperthermie ne soit pas un des périls de la dothiénentérie. Tenons la fièvre pour dangereuse, car le péril en est prouvé par la saine observation des faits.

Or la méthode des bains froids possède une remarquable action sur l'élévation de la température. Nous avons montré, M. Tripier et moi, par l'analyse d'un grand nombre de tracés, que la réfrigération systématique modifie l'allure de la courbe thermométrique. Après une période de lutte contre la fièvre, période quelquefois de longue durée, mais qui quelquefois aussi fait entièrement défaut, la réfrigération systématique provoque un mouvement continu de défervescence, lequel aboutit bientôt à l'apyrexie. Sur la courbe à deux notations quotidiennes, les oscilations sont de faible amplitude, et, quand approche la déferverscence, on est frappé de la fréquence du type inverse. N'est-ce point là la preuve d'une action modératrice qu'exerce l'eau froide sur l'excès de calorification ? L'antipyrine abaisse également la température fébrile, autant et même beaucoup plus que la méthode des bains froids. C'est une question de doses. Mais l'action antipyrétique de l'antipyrine n'est en quelque sorte que la sommation des abaissements thermiques produits par les doses répétées du médicament ; de plus, loin de devenir de plus en plus efficace comme celle de la réfrigération systématique, cette action antipyrétique de l'antipyrine, d'après bon nombre d'observateurs, paraît diminuer et s'épuiser, malgré la continuation rigoureuse du traitement ; nous n'avons plus là cette modification constante, générale, portant sur l'ensemble de la courbe thermométrique, et si remarquable dans les fièvres traitées régulièrement, et dès le début, par la méthode des bains froids. D'ailleurs, je ne veux pas insister sur cette indication du traitement de la dothiénentérie, ni sur la comparaison des actions antipyrétiques de l'antipyrine et de la réfrigération systématique. Je vous accorde que l'antipyrine à hautes doses abat la température fébrile mieux encore que ne le fait la méthode des bains froids. Mais, en saturant votre patient d'antipyrine, vous ne faites que lutter contre la fièvre, et il y a bien autre chose dans le traitement de la dothiénentérie, comme aussi dans la remarquable efficacité de la méthode des bains froids.

Certaines fièvres débutent avec des accidents nerveux d'une haute gravité, le délire, l'ataxie, la stupeur. Quelques typhiques tombent dans le coma dès les premiers jours. Ces troubles nerveux précoces et graves sont généralement accompagnés d'une haute température. Voilà certes une des indications capitales du traitement de la dothiénentérie, indication pressante, car, quand elle dépasse une certaine durée, cette sidération des forces nerveuses compromet sans retour la vie du fébricitant.

Cette indication, Messieurs, est un des plus beaux triomphes de la méthode des bains froids. Qui de nous n'a été témoin d'une de ces résurrections opérées par la réfrigération systématique ? En deux ou trois jours, quelquefois plus tôt, le délire cesse, la stupeur se dissipe, le patient revient à lui, et nous avons sûrement écarté ce grand péril de la sidération du système nerveux. Or cette action salutaire du grand bain froid est jusqu'à un certain point indépendante de l'abaissement de la température. Le patient peut bien présenter une très énergique résistance à la réfrigération, la courbe thermométrique peut bien se maintenir à 40° ou au-dessus, peu importe, le délire et la stupeur ont disparu. Il s'agit donc bien d'une action directe de l'eau froide sur les centres nerveux. L'interprétation du résultat est secondaire et de moindre importance ; le fait est exact, bien observé, et nous pouvons nous en tenir au fait d'observation. Remarquez d'ailleurs que les bains froids agissent ainsi, non seulement dans la dothiénentérie, mais aussi dans les formes délirantes ou comateuses du rhumatisme cérébral, de la scarlatine, du typhus et de la plupart des maladies infectieuses fébriles.

Les médicaments antipyrétiques remplissent-ils au même degré que la méthode des bains froids cette urgente indication du traitement de la dothiénentérie, du rhumatisme cérébral, de la scarlatine, du typhus? Assurément non. Et croyez bien qu'il en est sur ce point de l'antipyrine comme de tous les autres médicaments antipyrétiques. Du reste, l'inefficacité de ces médicaments est, en pareil cas, si bien établie, que la grande majorité des adversaires de la méthode des bains froids reconnaissent cependant qu'il faut traiter par l'eau froide ces formes ataxiques de la fièvre typhoïde et des maladies infectieuses fébriles. On a dit que l'antipyrine combat sûrement le délire fébrile de la dothiénentérie, et que si le patient continue à délirer, malgré l'antipyrine à hautes doses, c'est qu'il existe déjà quelques lésions dans les centres nerveux. On a fait allusion, sans doute, à ces lésions histologiques que Popoff a décrites dans l'écorce grise du cerveau des typhiques. Il faut croire que ces lésions sont peu communes chez les typhiques traités par la réfrigération systématique, car ils cessent bien vite de délirer. Ce serait encore une supériorité de la méthode des bains froids sur les médicaments antipyrétiques. Le salicylate de soude qui agit avec une si remarquable efficacité dans les formes fébriles et polyarticulaires du rhumatisme, le salicylate de soude n'a plus aucune action décisive sur les localisations encéphaliques du rhumatisme articulaire aigu. Il y a déjà quelques observations de rhumatisme cérébral traité sans aucun succès par ce médicament. J'en ai vu moi-même deux exemples. Dans ces deux cas, la fluxion rhumatismale se porta sur les centres nerveux malgré un traitement régulier et systématique par le salicylate de soude. Le délire et l'hyperthermie ont persisté et se sont aggravés, malgré la continuation du traitement et l'augmentation des doses. J'ai fait immédiatement plonger les deux malades dans le bain froid. Cette intervention eut le plus heureux résultat. Le délire a cessé et ces deux malades ont guéri.

Je n'ai fait allusion qu'aux symptômes nerveux les plus graves. Parlerai-je maintenant de la céphalalgie, de l'insomnie, de l'agitation, du subdélire, de la torpeur intellectuelle, symptômes communs dans toutes les fièvres typhoïdes de quelque intensité. L'eau froide y réussit à merveille, et je doute que l'antipyrine y réussisse mieux que tous les autres médicaments antipyrétiques dont l'action est lente, incertaine et ne peut être comparée à la souveraine efficacité de la réfrigération systématique.

Les troubles digestifs sont la source de nombreuses indications. Il faut combattre la diarrhée et le météorisme, deux symptômes graves, s'ils ont quelque intensité et persistent longtemps. Il faut aussi faire disparaître les troubles gastriques, les nausées, les vomissements, l'anorexie, symptômes communs au début et au déclin de certaines dothiénentéries. Il n'est pas inutile non plus de faire cesser la sécheresse de la bouche, les fuliginosités, et d'assurer l'humidité du milieu buccal. Une langue nette, humide et rose est généralement d'un pronostic favorable.

Eh bien, toutes ces indications sont encore un des beaux triomphes de la méthode des bains froids. Je ne veux pas vous retracer l'histoire de ces heureuses modifications qu'imprime la réfrigération systématique aux troubles digestifs ; elles vous sont trop bien connues. Qu'il me soit permis cependant de rappeler, fait qu'on oublie trop aujourd'hui, que la réfrigération générale du patient et la réfrigération locale de la région abdominale sont, à n'en pas douter, les meilleurs moyens de combattre le météorisme et la diarrhée.

Peut-on soutenir que l'antipyrine à hautes doses et tous les médicaments antipyrétiques remplissent aussi bien ces mêmes indications? Que de fois j'ai vu l'acide salicylique, la quinine et l'acide phénique aggraver les troubles gastriques du début, les vomissements et l'anorexie ! Combien plus fâcheux encore sont les effets de ces grosses doses d'antipyrine, 8 à 12 grammes par jour, continuées pendant des semaines entières ! Bon nombre d'observateurs ont signalé cette influence funeste sur la muqueuse gastrique des grosses doses d'antipyrine, si bien qu'ils ont proposé d'administrer le médicament par la voie rectale ou par la voie hypodermique. Loin de la calmer, vous augmentez l'irritation de l'estomac. C'est là assurément une fort mauvaise préparation à cette autre indication, de premier ordre celle-là, qui consiste à nourrir le fébricitant et à soutenir ses forces jusqu'à la fin de la période fébrile. Et le météorisme? Et la diarrhée? Que peuvent tous les médicaments antipyrétiques contre la paralysie et le catarrhe intense de l'intestin? Je vous rappelle l'observation de ce typhique dont j'ai parlé tout à l'heure, qui fut traité par l'antipyrine à hautes doses et qui mourut au sixième ou septième jour d'une rechute ; il avait un météorisme considérable. Jamais chez un typhique traité rigoureusement, et dès le début, par la méthode des bains froids, vous n'observerez une semblable paralysie de l'intestin.

On sent si bien l'insuffisance des médicaments antipyrétiques et de l'antipyrine pour combattre les troubles digestifs graves de la dothiénentérie, qu'on fait appel à d'autres médicaments. C'est alors que nous voyons apparaître le bismuth, le diascordium, l'opium, les poudres absorbantes, les astringents, comme tout à l'heure, quand il s'agissait de combattre les troubles graves du système nerveux, nous aurions pu voir apparaître les bromures, le musc, le camphre et toute la série des antispasmodiques. Beau triomphe vraiment de la médecine des indications! Combien préférable à cette ridicule et dangereuse polypharmacie la constante, la belle simplicité de la méthode des bains froids : un seul agent, l'eau froide, mais dont les applications diverses nous permettent de remplir heureusement et sans danger toutes les indications du traitement de la dothiénentérie!

D'autres indications naissent encore des troubles des voies respiratoires. La bronchite intense et la congestion pulmonaire active sont assez communes au début des fièvres de quelque intensité. Loin de constituer une contre-indication de la méthode des bains froids, cette complication en est, au contraire, une très réelle indication. Tous les médicaments antipyrétiques ont peu d'efficacité contre ces troubles précoces des voies respiratoires. Dans la majorité des cas, au bout de deux ou trois jours de réfrigération systématique, les signes de la bronchite et de la congestion du poumon ont presque entièrement disparu.

L'affaiblissement du cœur est un des grands périls de la dothiénentérie. Il est l'origine des complications tardives et fort graves qui surviennent du côté des voies respiratoires, l'hypostase et la broncho-pneumonie. Il apparaît le plus souvent vers le troisième ou le quatrième septénaire, quelquefois plus tôt dans les formes graves. Prévenir ce dangereux affaiblissement du cœur, voilà certes une indication fondamentale du traitement de la fièvre typhoïde.

Ai-je besoin de vous rappeler la salutaire influence du grand bain froid sur les troubles précoces de la circulation? Le bain diminue la fréquence du pouls; il en modère le dicrotisme. Jamais chez un typhique régulièrement traité, et dès le début, vous ne verrez apparaître cette accélération croissante du pouls à 130, 140, 150 à la minute, qui, coïncidant le plus souvent avec un certain abaissement spontané de la température fébrile, est un indice de l'affaiblissement du cœur et constitue un signe pronostique de la plus haute gravité. En est-il de même de l'antipyrine, j'entends de l'antipyrine à hautes doses ? Tous les observateurs ont reconnu que l'antipyrine diminue peu, ou même ne diminue pas, la fréquence du pouls, alors même qu'elle produit de grands abaissements de la température fébrile. J'ai cité des exemples de collapsus chez des fébricitants traités par l'antipyrine. A coup sûr, pour ne pas dire plus, des doses massives d'antipyrine ne sont pas un moyen sûr de prévenir l'affaiblissement du cœur.

Une urine abondante et claire est, dans les fièvres, d'un pronostic favorable. Ce signe est connu depuis longtemps. Hippocrate l'enseignait à ses disciples. Activer la sécrétion rénale est encore une importante indication du traitement de la fièvre typhoïde.

La méthode des bains froids remplit cette indication avec une remarquable efficacité. La réfrigération systématique est, dans la fièvre dothiénentérique, le plus puissant des diurétiques. Nous avons fait, MM. Tripier et moi, une étude particulière de cette action du grand bain froid sur la sécrétion rénale. Elle est, jusqu'à un certain point, indépendante de l'abaissement de la fièvre. Même pendant la période de lutte contre la fièvre, après deux ou trois jours de réfrigération systématique, et quelquefois plus tôt, l'urine augmente de quantité, et il n'est pas rare que le patient émette déjà trois ou quatre litres d'urine en vingt-quatre heures. Quand approche la défervescence, cette quantité s'élève encore et peut atteindre cinq à six litres par jour. J'ai cité un cas dans lequel le malade a uriné jusqu'à sept litres. Combien favorable doit être l'élimination par les reins de cette masse énorme de liquide ! Elle entraîne sûrement et les principes toxiques et les produits de la combustion fébrile. Je tiens à faire remarquer encore que cette diurèse est précoce et qu'elle débute bien avant la chute de la courbe thermométrique. Dans une thèse inaugurale qui date de deux ou trois ans, un jeune néophyte de l'antipyrine a contesté ce résultat. Le malade urine davantage, dit-il, parce que la fièvre a baissé. Il faut cependant tenir compte des faits bien observés. On trouvera dans l'ouvrage que nous avons publié, M. Tripier et moi, un tableau dans lequel est indiquée, jour par jour, la marche de la sécrétion urinaire. Au neuvième jour d'une fièvre de moyenne intensité, le patient a 39°,4 le matin et 40° le soir ; il émet ce jour-là 3,450 c.c. d'urine. Du reste, ce phénomène de la diurèse abondante et précoce n'est pas contesté, du moins par ceux qui ont pris la peine de l'observer avec quelque attention. Remarquez encore, que tout en activant à un si haut degré la sécrétion rénale, la réfrigération systématique n'impose point au rein l'obligation d'éliminer aucun médicament introduit dans l'organisme.

Tous les agents antipyrétiques et l'antipyrine sont, à ce point de vue, très inférieurs à la méthode des bains froids. Comme beaucoup d'autres observateurs, j'ai constaté que l'antipyrine n'active point la sécrétion rénale ; j'incline même à penser qu'elle contribue fort souvent à la diminuer. Elle provoque, dans bien des cas, une sudation copieuse, et cette grande quantité d'eau qui s'en va par la peau est perdue pour la sécrétion rénale, c'est-à-dire pour la dépuration du sang. M. Clément n'a pas manqué de protester contre cette fâcheuse influence généralement attribuée à l'antipyrine. Il nous a cité des chiffres. Comparez ces chiffres à ceux que nous avons donnés, M. Tripier et moi ; à ceux qu'a cités M. Vinay dans sa récente communication. La différence est grande. Rappelez-vous encore les résultats obtenus par M. Perret, qui, dans plusieurs cas de fièvre typhoïde traités par l'antipyrine, a suivi la marche de la sécrétion urinaire. C'est une diminution de cette sécrétion qu'a constatée M. Perret. Il est vrai que, chez l'un des malades de M. Clément, traité par l'antipyrine à hautes doses, la diurèse fut réelle, puisque, même pendant la période d'état, la quantité d'urine s'est élevée jusqu'à 3,600 c. c. en vingt-quatre heures. Il s'agit de ce jeune homme qui fut traité dans une chambre particulière à l'Hôtel-Dieu. Une religieuse, sans cesse présente à ses côtés, avait pour mission de lui faire boire de grandes quantités de liquide. M. Clément insiste, en effet, sur la nécessité de donner des boissons abondantes aux typhiques traités par l'antipyrine à hautes doses. Ce fait ne semble-t-il pas indiquer que M. Clément redoute, lui aussi, l'accumulation dans l'économie des grosses doses d'antipyrine ? Encore faut-il que les boissons ingérées soient réellement absorbées ; or la réfrigération systématique active l'absorption gastro-intestinale beaucoup plus que ne le font l'antipyrine et les médicaments antipyrétiques. M. Clément attribue la diurèse abondante et précoce du typhique traité par l'eau froide à la quantité de liquide qu'il absorbe. Le malade, dit il, boit dans le bain, boit dans l'intervalle des bains et on lui donne toutes les trois heures un demi-litre d'eau en lavement. Où M. Clément a-t-il lu qu'il fût nécessaire de donner huit lavements d'eau froide en vingt-quatre heures ? Il ne faut cependant pas confondre la méthode de Foltz avec la méthode de Brand. Aucun des auteurs qui ont écrit sur la méthode des bains froids n'a parlé de ces lavements répétés toutes les trois heures. C'est même une pratique fâcheuse ; ces nombreux lavements sollicitent des contractions du tube digestif, et c'est là une condition défavorable au repos de l'intestin malade. Il suffit de donner un ou deux lavements par jour, de façon à assurer la régularité des selles, si, fait très commun et qui prouve d'ailleurs l'efficacité de la réfrigération sur les troubles digestifs, la constipation tend à remplacer le météorisme et la diarrhée.

C'est un fait au-dessus de toute contestation et maintenant bien établi, la sécrétion urinaire est beaucoup plus active chez les typhiques traités par l'eau froide que chez les typhiques traités par l'antipyrine et les médicaments antipyrétiques. Parcourez la littérature de l'antipyrine, et vous trouverez ce résultat signalé par bon nombre d'observateurs (1). Quoi de plus démonstratif que ces observations dans lesquelles nous voyons le même malade alternativement traité par les bains froids et par l'antipyrine ? J'ai moi-même plusieurs fois fait cette expérience. Le résultat est invariable. Quelle que soit la quantité des boissons, le malade urine beaucoup quand il est baigné, et il urine beaucoup moins quand on supprime les bains et qu'on lui donne de l'antipyrine.

Le patient n'urine pas beaucoup, et cependant vous avez surchargé son sang de très grosses doses d'antipyrine. Vous augmentez donc le travail des reins, car enfin vous pensez bien que ces grosses doses introduites dans la masse du sang doivent en être éliminées. Le rein est nécessairement la voie de cette élimination. Or le rein est souvent malade dans la dothiénentérie. Sans parler des véritables néphrites infec-

---

(1) M. A. Robin, dont on connaît la compétence en urologie, vient encore de mettre en lumière cette fâcheuse influence de l'antipyrine sur la sécrétion urinaire. Chez les sujets sains, dit-il, l'antipyrine diminue toujours la quantité de l'urine de 20 à 40 pour 100 ; dans les états aigus, la diminution est constante, mais l'échelle des variations est très étendue. (Académie de médecine, in *Semaine médicale*, 7 décembre 1887.)

tieuses qui sont peu communes, l'albuminurie n'est pas rare, et cette albuminurie n'est pas due toujours à quelques modifications des matières albuminoïdes du sang, elle est bien réellement quelquefois imputable à un certain degré d'irritation rénale.

J'ai insisté seulement sur la quantité d'urine émise en vingt-quatre heures. M. Vinay vous a longuement entretenus de l'influence qu'exercent sur les matériaux solides de l'urine la réfrigération systématique, les médicaments antithermiques et particulièrement l'antipyrine. Il vous a montré que, sur ce point encore, la méthode des bains froids est de beaucoup supérieure à l'antipyrine (1).

Comparez maintenant l'action sur la sécrétion rénale des deux méthodes de traitement, les bains froids et l'antipyrine à hautes doses. Les bains froids augmentent d'emblée la sécrétion urinaire, et bien avant la chute de la température fébrile ; ils produisent ce résultat indirectement, je veux dire sans augmenter par l'addition d'un médicament la masse des matériaux qui doivent être éliminés de l'organisme. L'antipyrine à hautes doses produit plutôt un effet contraire ; elle n'augmente pas la sécrétion urinaire, elle diminue l'élimination des matériaux solides, et elle impose au rein déjà surmené l'obligation nouvelle d'éliminer des doses considérables de substances médicamenteuses.

Ces doses énormes d'antipyrine, vous êtes-vous enquis de la façon dont elles sont éliminées ? Avez-vous cherché à établir quelque rapport entre les doses ingérées et la puissance d'élimination de la sécrétion rénale ? Certes, la question est d'une importance de premier ordre, et cependant la communication de M. Clément est absolument muette sur ce point. Des doses moyennes de sulfate de quinine ne sont pas complètement éliminées en vingt-quatre heures. A plus forte raison en est-il de même des doses massives d'antipyrine. L'accumulation du médicament est donc inévitable. Croyez-vous qu'elle soit toujours sans aucun danger ? Les symptômes typhiques persistent chez certains malades gravement atteints et traités par l'antipyrine à hautes doses ; quelques-uns continuent

---

(1) Les résultats obtenus par M. Vinay concordent avec ceux que vient d'obtenir M. A. Robin, et qu'il annonce dans sa communication toute récente à l'Académie de médecine. La conclusion que tire M. A. Robin de ses recherches urologiques est même fort sévère pour l'antipyrine. Elle ne tend à rien moins qu'à bannir ce médicament du traitement de la fièvre typhoïde.

à délirer ; d'autres sont, vers le déclin de la fièvre, pris de troubles nerveux vraiment insolites à cette période de la dothiénentérie ; ils ont du tremblement, des convulsions, ils tombent dans le coma. Il est bien permis de penser que ce sont là des symptômes qui trahissent l'insuffisance de l'émonction urinaire, et il y a lieu de craindre que cette insuffisance ne soit, moins l'effet de la maladie elle-même, que celui de l'encombrement du sang par des doses énormes d'antipyrine et qui dépassent la puissance d'élimination de la sécrétion rénale.

Vous le voyez, Messieurs, si vraiment la thérapeutique de la fièvre typhoïde est tout entière dans les indications, nulle médication ne remplit mieux toutes ces indications que la méthode des bains froids. En saturant le patient d'antipyrine, vous ne remplissez qu'une de ces nombreuses indications. Vous avez réussi, avec l'antipyrine à hautes doses, à opérer une sorte de dichotomie dans les symptômes de la dothiénentérie : d'un côté la fièvre, de l'autre les symptômes typhiques. La fièvre est supprimée, mais il s'en faut que les symptômes typhiques graves le soient au même degré. Vous avez contribué à démontrer que l'élévation de la température n'est pas tout dans la dothiénentérie, que les symptômes alarmants ne sont pas toujours, comme nous avions trop de tendance à le croire, étroitement subordonnés à l'élévation de la température fébrile, et que ce n'est pas seulement dans l'abaissement de cette température que réside la remarquable efficacité de la méthode des bains froids. Nous acceptons cette démonstration. Nous l'avions esquissée déjà, M. Tripier et moi, dans notre ouvrage sur la fièvre typhoïde traitée par les bains froids. Nous tiendrons compte de cet enseignement nouveau, si, fait peu probable, nous en venons à une seconde édition. Hélas, notre ouvrage est traduit à l'étranger, mais on ne le lit guère en France !

V

La différence entre les deux médications éclate encore après la période fébrile. A nos convalescents, comparez les vôtres. Le typhique traité par l'eau froide a maigri sans doute, mais notablement moins que le typhique traité par les médicaments. Nous avons, M. Tripier et moi, étudié les variations du poids pendant la période fébrile et pendant la convalescence. Notre patient perd du poids pendant la fièvre ; il en gagne dès que la fièvre est tombée, quelquefois avant la chute complète de la fièvre. La courbe du gain s'élève plus vite encore que ne s'était abaissée la courbe de la perte, en d'autres termes la moyenne quotidienne du gain est plus forte que la moyenne quotidienne de la perte. Notre typhique, à peine délivré de la fièvre, reprend des forces, réclame des aliments, engraisse, et c'est merveille que d'assister à cette rapide et complète restauration de l'organisme du fébricitant. Dans les fièvres de moyenne intensité qui sont les plus communes, le patient quitte l'hôpital quinze à vingt jours après la chute complète de la fièvre, et il est assez fort pour reprendre une partie de ses occupations. Jurgensen, Hagenbach et nous-mêmes, M. Tripier et moi, avons montré que la moyenne du séjour à l'hôpital est notablement plus courte pour les typhiques traités par l'eau froide que pour les typhiques traités par les médicaments.

Que deviennent vos typhiques traités par l'antipyrine à hautes doses? Il s'en faut que chez eux la convalescence marche avec cette remarquable rapidité. J'ai vu de ces convalescents, et je puis encore invoquer le témoignage de ceux de mes collègues qui ont traité quelques fièvres par l'antipyrine. Plus d'une fois les fonctions digestives restent languissantes ; le patient reprend lentement ses forces ; il est peu disposé au mouvement. Il faut stimuler l'appétit, bien loin qu'il y ait lieu de le le modérer. Déjà M. Jaccoud (1) avait remarqué cet alanguissement prolongé des typhiques traités par l'antipyrine. M. Jaccoud est même fort sévère pour ce médicament. Il lui reproche d'être une cause de fatigue et d'affaiblissement pour le fébricitant. Quant à l'abaissement très prononcé de la température fébrile, M. Jaccoud n'y voit qu' « une modification stérile, décevante et sans nul avantage. » Le jugement est peut-être sévère, du moins pour l'antipyrine à doses modérées. Quoi qu'il en soit, la convalescence des fièvres traitées par l'antipyrine ne diffère pas de la convalence des fièvres traitées par les autres médicaments antipyrétiques, et c'est un fait bien connu que ces médicaments ne peuvent être, à ce point de vue, comparés à la méthode des bains froids.

---

(1) C.-R. Académie de médecine, 27 octobre 1885.

VI

De toutes les critiques aussi nombreuses que peu fondées, dirigées contre la réfrigération systématique, on a tiré des arguments en faveur des médicaments antithermiques, en particulier de l'antipyrine.

Il faut bien le reconnaître, bon nombre de médecins regardent la méthode des bains froids comme un hôte assez incommode et dont il serait temps d'être enfin débarrassé. Ils ne l'acceptent qu'à regret ; ils la tolèrent, ne pouvant en nier la réelle supériorité sur tous les autres traitements de la fièvre typhoïde. Ils attendent avec impatience le médicament efficace et qu'on pourra substituer à la réfrigération systématique. Leurs espérances ont été souvent déçues ; mais ils espèrent toujours. Substituer un médicament à la méthode des bains froids ! M. Clément a bien compris qu'il touchait là une corde sensible. Aussi n'a-t-il pas manqué de faire remarquer combien l'antipyrine est, plus facilement que la méthode des bains froids, acceptée du malade et de son entourage, combien aussi il est plus commode de l'appliquer au traitement de la dothiénentérie dès le début et dans toutes les conditions de la pratique privée. Est-ce un argument cela ? Si nous sommes convaincus que la méthode des bains froids est, à l'heure présente, le plus sûr des traitements de la fièvre typhoïde, avons-nous, surtout dans ces cas graves qui ont réellement besoin d'être efficacement traités, avons-nous toute notre liberté pour choisir entre ces divers traitements ?

La méthode des bains froids est, dit-on, une arme dangereuse et qu'il n'est pas prudent de laisser entre des mains novices et inexpérimentées. C'est là une évidente exagération. L'eau froide n'est jamais dangereuse quand elle est appliquée dès le début et suivant les règles consacrées par l'expérience. Mais, les médicaments antipyrétiques et l'antipyrine à hautes doses, sont-ils donc absolument inoffensifs, et croyez-vous qu'on ne puisse faire plus de mal avec une potion qu'avec un bain froid ? On abuse étrangement aujourd'hui des alcaloïdes et des substances antipyrétiques dans le traitement des maladies aiguës.

On a parlé de l'intolérance des typhiques pour l'eau froide. N'y a-t-il aucune intolérance pour les médicaments ? Combien de typhiques vomissent l'antipyrine ? D'ailleurs, la répugnance et l'intolérance du malade pour la réfrigération systématique sont le plus souvent l'œuvre du médecin lui-même. Un jeune médecin est appelé auprès d'une fièvre typhoïde. Le cas est grave, mais nous sommes au début. Il y a deux méthodes de traitement, dit le médecin, les médicaments et les bains froids; choisissez. Naturellement le patient choisit la potion. Il mourut. Et la famille de se lamenter; les bains froids l'eussent peut-être sauvé. Et le médecin de répliquer : Mais vous avez choisi vous-mêmes. On lui fit cette réponse : Nous ne sommes pas médecins, nous; nous n'entendons rien à ces choses-là; si vous aviez insisté, si vous nous aviez démontré la nécessité de recourir aux bains froids, nous eussions certainement été convaincus et le malade lui-même eût sans doute accepté ce traitement. Voilà le secret de bien des intolérances pour la médication réfrigérante. Quant à moi, je n'ai jamais rencontré qu'une seule résistance, et dans des conditions telles qu'il ne m'était pas permis d'insister beaucoup; mais j'avoue que j'ai soutenu fort souvent des discussions très vives. Oui, sans doute, le préjugé n'a point désarmé contre l'eau froide. Celui-là l'aura définitivement vaincu, qui trouvera le moyen de mettre en potion la méthode des bains froids. En attendant, notre devoir est de montrer nous-mêmes la confiance qu'il faut que nous inspirions au malade et à son entourage.

VII

J'ai tracé un tableau fort idéalisé de la fièvre typhoïde traitée par les bains froids. J'ai glorifié la réfrigération systématique et de parti-pris rabaissé l'antipyrine et les médicaments antipyrétiques. Que n'a-t-on pas dit de ceux qui ont mis quelque ardeur à défendre la méthode des bains froids contre les attaques injustes et passionnées qui lui viennent de tous côtés! Mais pouvons-nous rester indifférents, quand il s'agit d'une maladie grave qui frappe de préférence des hommes jeunes, et d'un traitement qui a déjà donné tant de preuves d'une incontestable supériorité? Et croyez-vous donc que la vérité se cache toujours sous l'apparente austérité des paroles? D'ailleurs, j'ai cité des faits, des statistiques. Je veux en citer encore, dont quelques-unes particulièrement démonstratives pour nous, puisqu'elles nous touchent de plus près.

Nous avons, M. Tripier et moi, reproduit dans notre ouvrage une statistique fort concluante, car elle établit un parallèle, pendant plusieurs années consécutives, entre deux traitements de la fièvre typhoïde. Elle est de M. Vogl, médecin de l'hôpital militaire de Munich. C'est une étude comparative de la mortalité par fièvre typhoïde dans deux services de cet hôpital, l'un où tous les typhiques sont traités par la méthode mixte des bains et des médicaments antipyrétiques, l'autre où tous les typhiques sont exclusivement et rigoureusement traités par la méthode de Brand. Cette statistique embrasse une période de sept années. Tous les ans, la mortalité des typhiques traités par l'eau froide est notablement inférieure à celle des typhiques soumis à la méthode mixte, et, pour l'ensemble des sept années, la différence est de plus de la moitié entre les deux mortalités.

Mais restons en France, à Lyon, et, si vous le voulez bien, comparons la mortalité par fièvre typhoïde à l'Hôtel-Dieu et à l'hôpital de la Croix-Rousse. Je commence cette étude comparative à l'année 1882, et je la termine au 5 novembre 1887. C'est à partir de 1882 seulement que la méthode de Brand a été rigoureusement appliquée dans les quatre services de médecine de l'hôpital de la Croix-Rousse, à tous les typhiques ou du moins à la très grande majorité des typhiques confiés à nos soins. A l'Hôtel-Dieu, c'est un fait bien connu que, depuis 1882, la méthode de Brand n'est point appliquée dans tous les services au traitement de la fièvre typhoïde. Dans quelques salles, on baigne encore un certain nombre de typhiques ; dans d'autres, on ne baigne que fort rarement, et seulement les cas les plus graves ; dans d'autres enfin, on ne baigne pas du tout et tous les typhiques sont traités par les médicaments.

Les statistiques hospitalières doivent être, au point de vue qui nous occupe, divisées en trois périodes. A diverses reprises, j'ai insisté sur la nécessité de cette division. La première période, c'est avant la méthode des bains froids ; la seconde période, c'est pendant les essais, les tâtonnements, les applications timides ou incorrectes de la méthode, l'addition des médicaments aux bains, l'application de la réfrigération à un certain nombre de fièvres seulement ; la troisième période, c'est à dater de l'application exacte et rigoureuse de la méthode des bains froids à toutes les fièvres, ou du moins à la très grande majorité des fièvres typhoïdes. Vous avez vu que cette troisième période commence à l'année 1882 pour l'hôpital de la Croix-Rousse. Or l'Hôtel-Dieu, depuis 1882, n'a pas franchi la deuxième étape ; il en est resté à la seconde période. Voilà les éléments que nous allons comparer. Pour établir ces deux statistiques, celle de l'Hôtel-Dieu et celle de l'hôpital de la Croix-Rousse, je me suis servi du registre des entrées et des sorties, comme d'ailleurs d'autres l'ont fait avant moi. J'ai admis dans ces statistiques les fièvres portant l'une de ces quatre désignations : fièvre typhoïde, fièvre muqueuse, typhus, dothiénentérie.

Voici d'abord les résultats de cette enquête pour l'hôpital de la Croix-Rousse :

1882	80 cas	4 décès	5 °/₀
1883	46	2	4,34
1884	62	6	9,67
1885	72	7	9,72
1886	98	9	9,18
1887	53	3	5,76

Pour l'ensemble des six années nous avons à l'hôpital de la Croix-Rousse : 411 cas, dont 31 décès, soit une mortalité de 7,54 p. 100.

J'ai quelques remarques à présenter sur ces chiffres. J'ai récemment publié la statistique de l'année 1886. Cette publication renferme une erreur que je m'empresse de rectifier. J'ai vérifié le relevé des cas et des décès pour l'année 1886 ; il y a, comme je viens de le dire, 98 cas avec 9 décès, et non pas, comme je l'ai publié, 54 cas avec 4 décès. Au début de ma communication, j'ai cité, l'opposant à la statistique de M. Clément, la statistique de l'année 1887. J'y ai fait alors l'élimination de 2 décès et vous vous rappelez pour quelles raisons. Ici, je ne fais plus cette élimination, parce que je ne puis pas entrer dans la discussion des décès de l'Hôtel-Dieu et que par conséquent je suis bien obligé de ne pratiquer aucune élimination, si je veux rester dans les termes d'une exacte et légitime comparaison.

Passons maintenant à la statistique de l'Hôtel-Dieu pour cette même période de 1882 à 1887 :

1882	176 cas	30 décès	17,04 °/₀
1883	148	16	10,81
1884	176	26	14,76
1885	181	21	11,49
1886	267	38	14,23
1887	142	20	14,08

Pour l'ensemble des six années, il y a à l'Hôtel-Dieu : 1090 cas avec 151 décès, soit une mortalité de 13,83 p. 100.

Ainsi, pendant cette période de six années, la mortalité annuelle de la Croix-Rousse est constamment inférieure à celle de l'Hôtel-Dieu. Pour l'ensemble des six années, la mortalité de la Croix-Rousse est de 7,54 p. 100, tandis que celle de l'Hôtel-Dieu est de 13,83 p. 100. En d'autres termes, et en négligeant les fractions, on peut dire que sur 100 typhiques il en meurt 7 à l'hôpital de la Croix-Rousse et 13 à l'Hôtel-Dieu.

Certes, la comparaison me paraît décisive. Invoquera t-on de nouveau la bénignité des épidémies, le génie épidémique? Comment pourrait-on le faire ? Les malades traités dans ces deux hôpitaux appartiennent aux mêmes milieux ; ils ont été atteints dans les mêmes conditions et pendant les mêmes épidémies. Dira-t-on que les conditions hygiéniques sont à la Croix-Rousse meilleures qu'à l'Hôtel-Dieu ? Je rappellerai de nouveau que la mortalité de la fièvre typhoïde était, à l'hôpital de la Croix-Rousse, de 25 à 26 p. 100 avant l'introduction de la méthode des bains froids dans cet hôpital. On a fait observer, avec raison d'ailleurs, que les typhiques sont, au déclin de la fièvre, très sensibles aux influences infectieuses ou contagieuses, et que les infections secondaires sont assez communes à l'Hôtel-Dieu. Elles ne font pas défaut à la Croix-Rousse : une de mes malades fut prise de dysenterie infectieuse au début de la convalescence et elle en mourut ; deux autres de mes malades, également convalescents, viennent d'être atteints de la variole ; M. Renaut a perdu deux typhiques de laryngite infectieuse développée au déclin de la fièvre. La différence des résultats est donc bien réellement imputable à la différence des méthodes thérapeutiques. D'un côté, la méthode des bains froids, rigoureuse et appliquée à tous les typhiques, ou du moins à la très grande majorité des typhiques ; de l'autre, une application restreinte et insuffisante de la réfrigération systématique et, depuis deux ou trois ans, une prédilection évidente accordée aux médicaments antipyrétiques et particulièrement à l'antipyrine.

La mortalité de l'Hôtel-Dieu, bien que supérieure à celle de la Croix-Rousse, est cependant sensiblement inférieure à celle de beaucoup d'autres hôpitaux où les typhiques sont traités par l'expectation ou les médicaments. Il n'est que juste de revendiquer une bonne part de cet abaissement de la mortalité de l'Hôtel-Dieu pour la méthode des bains froids. N'oublions pas que, pendant les six années dont nous venons d'établir la statistique, l'Hôtel-Dieu appartient, non à la première, mais à la seconde des trois périodes des statistiques hospitalières. Pendant près de quatre années de cette période de 1882 à 1887, M. R. Tripier fut médecin de l'Hôtel-Dieu, et personne n'ignore qu'il traite toutes ses fièvres typhoïdes par la méthode des bains froids. Nous avons vu que, dans quelques autres services, l'eau froide est encore appliquée au traitement de la dothiénentérie. De toutes façons, il est constant que l'Hôtel Dieu appartient à la seconde des trois périodes des statistiques hospitalières.

J'ai à diverses reprises montré quelle remarquable analogie existe entre toutes ces statistiques. J'y veux revenir encore. C'est un argument décisif, auquel les adversaires de la méthode des bains froids ont jugé prudent de ne jamais faire allusion et de ne jamais rien répondre. A l'hôpital de Bâle, dans les hôpitaux militaires allemands, à l'hôpital de la Croix-Rousse, la mortalité est, pendant la première période, de 25 à 26 p. 100 ; pendant la seconde, de 15 à 16 p. 100; pendant la troisième, de 7 à 8 p. 100. N'est-ce pas là une démonstration très propre à entraîner la conviction ? La mortalité s'abaisse de plus en plus, à mesure que la réfrigération systématique est plus rigoureusement et plus exclusivement appliquée au traitement de la fièvre typhoïde. La comparaison que je viens d'établir entre l'Hôtel-Dieu et l'hôpital de la Croix-Rousse démontre à nouveau l'exactitude de mon interprétation. Souhaitons, Messieurs, que la démonstration soit bientôt plus complète encore, que nos honorables collègues de l'Hôtel-Dieu en reviennent à la bonne, à la belle tradition lyonnaise et que l'Hôtel-Dieu entre décidément, et pour n'en plus sortir, dans la troisième période des statistiques hospitalières.

VIII

Dans la première des séances consacrées à cette discussion, M. Clément s'écriait en parlant de l'antipyrine : C'est la médication de l'avenir ! Tous les propagateurs de remèdes nouveaux ont, de la meilleure foi du monde, poussé de ces cris d'enthousiasme. Hier, c'était l'acide phénique, l'acide salicylique, la thalline, la kairine. L'avenir n'a pas été long pour tous ces médicaments ; ils sont déjà pour la plupart tombés dans l'oubli. L'antipyrine à hautes doses aura le même sort, car, avec toutes ses vertus antithermiques, elle ne suffit pas à remplir toutes les indications du traitement de la dothiénentérie.

A cette vogue éphémère des médicaments dans le traitement de nos fièvres, comparez, Messieurs, la remarquable vitalité de la médication réfrigérante. L'histoire de la médecine n'est pas sans intérêt pratique ; si nous la connaissions mieux, elle nous éviterait bien quelques erreurs.

De ces innombrables médications qui se sont succédées dans le traitement des fièvres continues, combien ont survécu, combien ont résisté à la critique, aux doctrines médicales, aux préjugés, au temps surtout qui est le grand justicier dans nos querelles scientifiques ? Combien ? Une seule, la médication réfrigérante. Elle remonte aux premiers âges de la médecine. Elle est souvent délaissée, critiquée, conspuée même, puis, sous une forme nouvelle, elle renaît de ses cendres. Vous la retrouverez partout, à travers les âges, dans tous les pays et dans toutes les grandes épidémies. Une seule chose résiste à l'épreuve du temps, la vérité. Croyez-le bien, si cette notion de la réfrigération systématique reparaît sans cesse dans la thérapeutique des fièvres continues, c'est qu'elle repose sur une exacte observation des faits, c'est qu'elle renferme une grande part de vérité.

Nous assistons à une période nouvelle de cette histoire de la thérapeutique des fièvres continues. La chimie nous a livré toute une série de médicaments dont l'action antithermique laisse bien loin derrière elle celle du sulfate de quinine. On peut dire qu'avec l'antipyrine à hautes doses nous avons le moyen de vaincre la fièvre. Nous sommes en présence de deux médications de la fièvre typhoïde : l'hydrothérapie suivant la méthode de Brand, l'antithermie par les médicaments et en particulier par l'antipyrine. L'expérience est faite et elle est suffisante. Il est prouvé que la lutte contre la fièvre n'est que l'une des nombreuses indications du traitement de la dothiénentérie. Et cette preuve est fournie précisément par l'antipyrine elle-même. Elle conduit à l'apyrexie complète, sans cependant, dans les cas réellement graves, écarter les symptômes typhiques et les complications. La réfrigération systématique a des actions bien plus complexes et bien autrement appropriées au traitement d'une maladie fébrile qui est en même temps une maladie infectieuse : elle combat suffisamment la fièvre ; elle dissipe heureusement les troubles graves du système nerveux ; elle est le meilleur remède des troubles digestifs sérieux, le vomissement, le météorisme et la diarrhée ; elle modère le catarrhe bronchique et la congestion pulmonaire du début ; elle prévient l'affaiblissement du cœur ; elle jouit enfin de l'heureux privilège de produire une abondante diurèse dans une maladie infectieuse où il importe à un si haut degré d'activer la sécrétion rénale.

L'hydrothérapie est perfectible, l'antithermie par les médicaments ne l'est pas. Je m'explique. L'expérience prouve qu'il est possible d'abaisser de plus en plus le taux de la mortalité des typhiques traités par la réfrigération systématique. Baignez dès le début, baignez toutes les fièvres typhoïdes, ne négligez aucun des préceptes dont l'expérience a montré la valeur incontestable, et vous verrez la mortalité tomber à 2 ou 3 p. 100. Ce n'est pas là une vue de l'esprit. C'est un fait. Il n'est plus permis de traiter cette proposition de pure chimère, devant des médecins lyonnais qui depuis quinze ans appliquent la méthode de Brand dans la pratique privée. Je vous rappelle encore les statistiques des hôpitaux militaires allemands. Dans toutes les conditions où vous pourrez baigner les typhiques régulièrement et dès le début, vous obtiendrez cette très faible, cette insignifiante mortalité. Je dis que l'antithermie par les médicaments n'est pas susceptible de cette perfectibilité. Comme M. Vinay vous l'a fait remarquer déjà, vous ne pouvez pas vous plaindre que le traitement par l'antipyrine ne soit pas commencé de bonne heure. Dès les premiers jours de la fièvre et pendant la période d'incertitude du diagnostic, on ne fait aucune difficulté pour accepter l'antipyrine, et la grande majorité des typhiques qui vous arrivent à l'hôpital ont été déjà saturés d'antipyrine. Vous avez donc le bénéfice d'un traitement précoce. Vous savez bien qu'il n'en est pas de même pour la méthode des bains froids. Combien de typhiques ont été baignés chez eux, au moment où ils sont admis dans nos services ? Donc votre malade est le plus souvent traité dès le début. Dans un cas grave avec haute température, vous n'avez plus qu'une ressource qui est d'augmenter les doses d'antipyrine. Si la dose est faible, vous n'avez que des abaissements très modérés et très peu durables de la température fébrile. Aussi recommandez-vous l'administration systématique de très hautes doses d'antipyrine. Or ces grosses doses abaissent la température jusqu'à l'apyrexie, mais elles laissent souvent subsister les symptômes typhiques et elles ont le très grave inconvénient d'exposer à une véritable intoxication. Ou la médication est insuffisante, ou elle devient dangereuse : sortez de ce dilemme, si vous le pouvez. C'est bien le cas de rappeler le précepte du vieux poète, qui n'est pas moins applicable à la thérapeutique qu'à la poésie :

In vitium ducit culpæ fuga si caret arte.

La réfrigération systématique est-elle donc le dernier mot de la thérapeutique de nos fièvres continues ? L'avenir n'est à personne, pas plus à la méthode des bains froids qu'à l'antipyrine. Il est plutôt à l'hygiène qui, connaissant enfin le germe infectieux, nous enseignera sans doute les moyens de nous en garantir. On peut mourir encore de fièvre typhoïde, même avec la méthode des bains froids. Nous pouvons donc chercher mieux ; mais cherchons au moins avec la prudence et la modération que commande le sujet de notre expérience. Rappelons-nous les discussions d'il y a quarante ans sur le traitement du rhumatisme articulaire aigu par le sulfate de quinine à hautes doses. Il y fut prouvé que plus d'une fois le remède avait été plus funeste que la maladie elle-même. Il est vraiment inutile de recommencer cette expérience. N'oublions pas que nous sommes médecins et que notre rôle est, avant toute chose, de guérir. Nous avons donc le devoir de tirer parti des observations et des expériences faites avant nous. Or aucune médication ne repose sur une plus ancienne et plus vaste expérimentation que la médication réfrigérante.

Nous avons, nous médecins lyonnais, une très belle place à prendre dans l'histoire de la thérapeutique des fièvres. Sachons résister une fois encore aux décevantes promesses de l'antithermie à outrance. Efforçons-nous, au contraire, de faire bon usage de l'arme puissante et sûre que nous avons entre les mains. Traitons tous nos typhiques par l'eau froide, régulièrement, dès le début, suivant les excellents préceptes de cette méthode de Brand, si critiquée, pourtant si bienfaisante, et nous arriverons à ce résultat, lequel en vaut bien un autre, que, soit dans notre cité, soit dans nos hôpitaux, la mort par fièvre typhoïde deviendra de plus en plus une véritable exception.

www.ingramcontent.com/pod-product-compliance
Ingram Content Group UK Ltd.
Pitfield, Milton Keynes, MK11 3LW, UK
UKHW020220200726
13856UKWH00004B/1518

9 782011 901729